# LETTRE

*ET*

# OBSERVATIONS

*Sur les Maladies des Yeux.*

# LETTRE
## *ET*
# OBSERVATIONS

*A M. JANIN, Maître en Chirurgie, & Oculiste de la Ville de Lyon, sur l'Ouvrage qu'il vient de publier, ayant pour Titre :*

**MÉMOIRES ET OBSERVATIONS** Anatomiques, Physiologiques & Physiques sur l'Œil.

*Par M. l'Abbé DESMONCEAUX.*

---

*Reddere unicuique secundùm opera ejus.*

---

A AMSTERDAM; & se trouve
*A PARIS,*
Chez KNAPEN & DELAGUETTE, Libraires-Imprimeur, en face du Pont S. Michel.

M. DCC. LXXII.

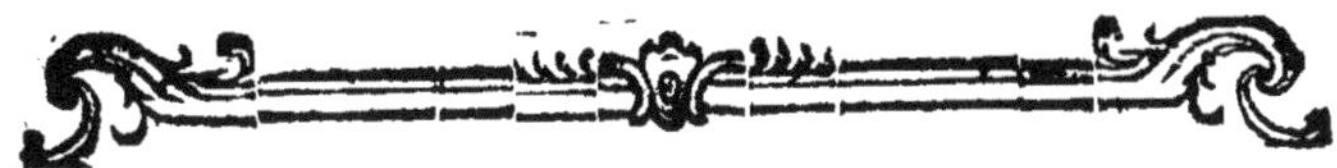

# AU LECTEUR.

SI on confidere qu'il fuffit d'être homme pour concourir au bien de l'humanité, on ne fera pas furpris qu'un Eccléfiaftique, fans manquer aux devoirs de fon état, profite de fes connaiffances pour chercher à s'inftruire, à pénétrer les fecrets de la nature, & fe rendre utile à l'ordre focial, dont chaque individu fait partie; c'eft en fuivant ces principes, c'eft en feuilletant les productions des Maîtres de l'art, que je trouvai dans différens Journaux un éloge complet du Traité que M. JANIN, ce célèbre Oculifte, vient de donner au Public. Perfuadé de l'impartialité du Jugement, & convaincu par le court analyfe de la juftice des louanges, je m'empreffai de me procurer cet ouvrage, dans lequel je trouvai non-ſeulement un exposé exact & méthodique ; mais, ce qui eſt rare, les queſtions décidées par l'anatomie la plus exacte, & prouvées par l'obſervation la mieux réflechie. Un travail auſſi perfectionné attira toute mon attention, & me fit former le projet de ſoumettre au Jugement de ce grand homme les Obſervations dont je vois journalierement la réuſſite, & qui donnerent lieu à la lettre ſuivante.

*Sans avoir l'honneur d'être connu de vous,* Monsieur, *j'espere cependant que vous ne trouverez pas mauvais que je satisfasse au zèle patriotique qui m'anime; aussi est-ce pour en remplir le contenu, que je me fais un vrai plaisir d'avouer que c'est avec une satisfaction toujours nouvelle que j'ai lu & relu vos Mémoires, vos Observations anatomiques & physiologiques sur l'Œil, que j'ai reconnu dans le corps de tout cet Ouvrage les sentimens d'un Citoyen qui sçait également plaire & instruire; d'un Citoyen qui fait le bien, qui le cherche, qui l'annonce, & qui en donne des preuves; d'un Citoyen, en un mot, qui ignore l'art d'envelopper d'un voile mystérieux le trésor de ses découvertes, & qui d'un cœur généreux en fait à l'Humanité un sacrifice détaillé, un sacrifice complet! Puisse le Ciel favoriser vos entreprises & vous mettre promptement dans le cas de nous tenir la promesse que vous avez bien voulu nous faire. Pour moi,* Mr, *quoique Ministre de la Religion, quoique revêtu des honneurs du Sacerdoce, je n'ai pas cru devoir refuser à mes semblables l'usage des connaissances que j'ai acquises dans les différentes maladies qui affligent les yeux: aussi me vois je tous les jours environné d'un concours de malheureux qui viennent à moi avec d'autant plus de confiance, que mes soins, que mes remèdes sont désintéressés, & que j'ai pour eux les sentimens que doit avoir un père pour ses enfans.*

*Je vous avoue,* Mr, *que le rapport que je trouve entre votre façon de penser & la mienne, entre la conduite que vous tenez & celle que j'observe, m'a déterminé à faire une courte analyse de votre Ouvrage, & à vous présenter quelques observations journalieres, que j'ai étayées de différentes cures opérées en pareil cas. Ce petit Manuscrit en forme de Lettre, peut contenir aux environs de 60 pages, que je desirerais vous faire passer à Lyon; c'est pourquoi je vous prie de vouloir bien m'indiquer les occasions que je pourrais trouver à Paris pour vous le faire parvenir. Trop heureux,* Mr, *si ce faible esquisse peut mériter votre attention, me mettre dans le cas de faire usage de vos préceptes, & trouver souvent les occasions de vous réiterer les sentimens de la haute estime avec laquelle j'ai l'honneur d'être,*

MONSIEUR,

Votre très-humble & très-obéissant serviteur, DESMONCEAUX.

*Paris, le 31 Mai 1772.*

# RÉPONSE DE M. JANIN.

MONSIEUR,

*JE suis très-reconnaissant de tout ce que vous me dites d'honnête & d'obligeant dans votre lettre du 31 Mai : votre suffrage est d'autant plus flatteur, que vous avez acquis des connaissances dans l'art de traiter les maladies des yeux. Votre humanité mérite les plus grands éloges, & la reconnaissance des bons Citoyens. Il serait à desirer, Mr, qu'une partie des Gens d'Eglise suivissent votre exemple; leur zèle vaudrait mieux qu'un Sermon; les œuvres pies font plus d'impression que les plus éloquens discours.*

*Je verrai, Mr, avec autant de plaisir que d'empressement l'Opuscule & Analyse que vous avez fait de mon Ouvrage; je m'en occuperai le plutôt possible, afin d'avoir l'honneur de vous en écrire mon sentiment; ce qui me donnera l'occasion de vous renouveller le très-parfait & le très-sincère attachement avec lequel j'ai l'honneur d'être,*

MONSIEUR,

Votre très-humble & très-obéissant serviteur, JANIN.

*Lyon, ce 4 Juin 1772.*

D'Aprés cet exposé, il est aisé de voir quel était mon but, quel était mon dessein : en effet, j'étais au moment d'effectuer ma promesse, lorsque des Chefs de Communautés Religieuses, lorsque des amis m'alléguerent le bien de la Société, & me firent un devoir de faire passer cet Opuscule à l'impression, quelques patriotiques que furent leurs représentations, je me refusai constamment à leurs instances, parce que je redoute l'envie & les envieux, parce que je me propose de donner un Ouvrage en forme, parce que je crains que le début de ma plume ne soit soupçonné d'intelligence avec un Auteur que je n'ai l'honneur de connaître que de réputation ; mais cependant le zèle que j'ai pour le bien du Public l'a emporté sur ces réflexions, & l'indulgence que j'en espère pour un style épistolaire, me détermine à lui offrir mes remèdes & mes soins, comme à demander aux Amateurs le fruit de leurs ingénieuses réflexions.

# OBSERVATIONS
## *SUR LES*
# DIFFÉRENTES MALADIES
# *DES YEUX.*

---

MONSIEUR,

RENDRE justice au mérite, encourager le zèle patriotique, c'eſt remplir le devoir de tout Citoyen, c'eſt travailler au bien de la Société, envers laquelle les hommes ſont comptables de leurs talens & de leurs découvertes. Heureux, mille fois heureux ces génies féconds, ces génies producteurs, qui, en ſe faiſant gloire de marcher ſur les traces des anciens Maîtres, ſçavent rectifier ce qui eſt vicieux, éclairer ce qui eſt obſcur, mettre dans un beau jour leurs réflexions, & faire préſent à l'Humanité du fruit de leurs productions! tels ſont, Mr, les juſtes éloges que mérite l'Ouvrage ſçavant & profond que vous venez d'avoir l'honneur de préſenter à notre auguſte Monarque & à toute la Famille Royale, que vous venez de donner au Public ſous le titre de *Mémoires & Obſervations anatomiques, phyſiologiques & phyſiques ſur l'Œil* (*).

Bien différent de ces fades adulateurs qui prodiguent un encens dont ils ne peuvent ſoutenir l'activité, je puis dire ſans crainte, que ſi on parcourt les différens Auteurs qui ont traité l'anatomie des yeux, on en trouve peu qui aient écrit ſur cette matière avec cette clarté qui vous eſt ſi naturelle, avec cette préciſion qui ne laiſſe rien à deſirer, qui démontre l'objet dans toute ſon étendue, & qui d'une main novice la rend bientôt diſerte & habile. Peut-on rien de plus ſçavant que votre diſcours ſur la néceſſité de l'obſervation, qui, en faiſant l'analyſe des différens ſentimens des Maîtres de l'Art, qui, en leur accordant la couronne de laurier qu'ils ont méritée, fait cependant connaitre les ſentiers dans leſquels ils ſe ſont écartés! Quels éloges

(*) Ce volume ſe vend à Paris chez Didot le jeune, Quai des Auguſtins.

ne doit-on pas donner à votre mémoire sur les Voyes lacrimales, lequel est un composé lumineux qui nous développe les écarts dans lesquels on a donné, & le point direct dans lequel on doit se renfermer. Pourrait-on passer sous silence celui qui traite de la capsule du crystallin, & dont tout l'ensemble doit être regardé plutôt comme une démonstration que comme un problême embarrassant & difficile à résoudre! Que n'a-t-on pas à dire de celui qui discute si bien l'imperforation de l'Iris, des efforts que vous avez faits pour surprendre la nature dans ses opérations, des moyens que vous avez employés pour rectifier ses changemens & ses variations! Non content d'avoir porté la lumiere dans des dédales aussi obscurs, vous avez travaillé à éclairer les Elèves toujours craintifs, toujours incertains; vous avez cherché à diriger le traitement des opérations par un exposé décisif de la maladie, par l'explication de ses progrès, par l'analyse de ses effets! Quelle moisson de connaissances & de découvertes n'avez-vous pas présentée dans les différentes cataractes qui affligent l'œil! Jusqu'où n'avez-vous pas porté vos recherches, sans cesse actives sur les causes qui produisent les différentes fistules lacrimales! Quelles dissertations mieux détaillées ! Quelles observations mieux rendues que celles que vous nous avez données sur le *chemosis*, sur les ulcères rongeans, sur l'inaction des paupières, sur le *pthosis!* Où trouver quelque chose de plus satisfaisant que les détails dans lesquels vous êtes entré sur le squirrhe des paupières, sur les différentes causes du staphylome, sur l'hypopion, sur le décolement de l'Iris, sur sa mobilité, & enfin sur une vue particuliere.

D'après des aveux d'autant plus sinceres qu'ils sont véridiques, qui peut, Mr, refuser son homâge à des talents supérieurs, sa confiance à une expérience acquise & journaliere, sa reconnaissance aux sentimens patriotiques qui vous animent. Différent de ces personnages qu'une vaine ambition séduit, de ces Plagiaires qui ne prennent la plume que pour courir après les louanges, de ces gens qui ne découvrent de leurs connaissances qu'autant qu'il en est nécessaire pour se faire une réputation mystérieuse; on vous voit sensible envers les hommes, reprendre doucement les uns, instruire fortement les autres; on vous voit annoncer à l'Humanité les maux auxquels elle est exposée, mais, ce qui est rare, lui prescrire sans détours les remedes sur lesquels elle peut compter! Ne serait-ce pas ici la véritable application de cette expression de Virgile :

*Apparent rari nantes in gurgite vasto.*

Ce n'est pas assez d'avoir rendu justice au mérite, trouvez bon, Mr, que je vous fasse connaître le zele qui m'anime, & le rapport que je trouve entre votre façon de penser & la mienne : ne croyez pas cependant que je veuille mesurer mes faibles forces avec les vôtres. A Dieu ne plaise qu'une pareille témérité s'empare de mon ame; mais je cherche à m'éclairer, à m'instruire, & participer, s'il est possible, au secours des malheureux, cette partie souvent rejettée mais toujours chérie des Humains. Voilà le but de mes démarches, celui de mes desirs. Attaqué, dans mon enfance, d'une ophtalmie considérable, concentré dans une Province où les Disciples d'Hippocrate n'ont sur cet article qu'une théorie embarrassée, on me fit faire successivement usage de tous les remèdes sans succès, & je puis dire que je ne dus ma guérison qu'à ces secrets de famille, que l'on conserve

---

(*) Le Lecteur, qui n'aura pas pris connaissance de l'Ouvrage que j'analise, trouvera peut-être les louanges que je donne hyperboliques; mais qu'il suspende son prononcé, qu'il rapproche l'un de l'autre; qu'il juge ce qu'exige un style épistolaire & ce que mérite le Traité qui en est l'objet.

dans l'oubli, & dont on ne fait usage que pour les personnes qui intéressent. Parvenu dans un âge plus avancé, je n'oubliai pas que j'étais redevable de la bonté de mes deux boussoles à un secret, dont je cherchai à connaitre le composé; mais ma mere, sourde à ma priere, prononça l'Arrêt irrévocable, que je n'en serais le possesseur qu'après sa mort : cet accident étant arrivé il y a plusieurs années, je trouvai sous enveloppe l'effet de sa promesse, avec injonction cependant d en aider les malheureux. Aggrégé pour lors dans l'Etat Ecclésiastique, & revêtu des honneurs du Sacerdoce, je profitai de l'*exeat* que mon Evêque Diocésain avait bien voulu m'accorder pour rester à Paris, & me perfectionner dans différens genres de connaissances : c'est sous ces auspices, & en remplissant les devoirs de mon état, que je fis comme furtivement un cours de Botanique, dont chaque jour me fournissait un recueil particulier : persuadé d'ailleurs que l'on ne peut appliquer à propos des remedes sans connaitre à fond les parties qui en exigent la nécessité, je travaillai dans l'intérieur à la dissection anatomique des yeux, ainsi que des autres parties de la tête qui ont du rapport avec ces organes, & de ce travail j'en tirais un précis aussi favorable à la mémoire, qu'utile dans les circonſtances. Non content d'avoir ſous les yeux les remedes & leur juſte application, je me formais un tableau de toutes les maladies qui tendent à détruire ces deux bouſſoles des opérations humaines; j'examinai, je conſultai tous les Oculiſtes tant anciens que modernes, & je trouvai, malgré le grand cas que je fais de leurs talens, & la haute eſtime que j'ai pour leur mérite, je trouvai, dis-je, que la conduite du plus grand nombre était en contradiction avec la mienne. C'eſt ici, M^r^, que j'implore votre indulgence, & que je vous demande grace pour quelques digreſſions.

## PREMIERE OBSERVATION.

D'après le dire des gens qui ont recours à mes faibles lumières; d'après l'examen des différens Auteurs & la conduite journaliere que tient la plus grande partie des Maîtres de l'art, il m'a paru que, de quelques maladies que ſoient attaqués les yeux de celui qui ſe préſente, on ordonne des ſaignées du pied, ſouvent du bras, quelquefois même de la gorge, en ſorte qu'on extenue le malade, & qu'il arrive pour l'ordinaire que l'on donne naiſſance à une infinité de maladies plus dangereuſes que celle à laquelle on veut remédier. D'ailleurs, quel bien, ou plutôt quel mal ne résulte-t-il pas de cette effusion de sang ? Que de faits journaliers n'aurais-je pas à déduire ! Que d'accidens continuels n'aurais-je pas à rapporter ! Mais je vais plus loin, & je dis : tout le monde sçait que les saignées sont pernicieuses à la vue, que le malade, en les supportant, éprouve une faiblesse, des éblouissemens qui annoncent un relâchement dans les fibres, une altération dans les humeurs de l'œil : en effet, les vaisseaux venant à se dilater avec promptitude, privent ces parties faibles & délicates des sucs nourriciers propres à les entretenir dans cet état de fluidité si nécessaire à leurs actions, que le moindre manque les ternit & les flétrit visiblement. La preuve en est palpable dans le progrès des érétismes, dans celui des gouttes sereines. Quelles gradations de dépérissement n'éprouve-t-on pas en ce genre par les saignées, par leur récidive ! Quels reproches n'a-t-on pas à se faire dans l'origine des cataractes, qui ne prennent corps & ne se fortifient que par l'effusion du sang ; il suffit donc d'être humain pour être touché de ces exemples, d'être connaisseur pour se convaincre de cette importante vérité. Mais, dira-t-on, comment détendre des vaiſſeaux obſtrués, qui, par leur irritation ou leur langueur, occaſionnent des inflammations, des tumeurs toujours dangereuſes : à cela je réponds que l'action de la ſaignée étant de donner du reſſort, & de faire rentrer dans la circulation un ſang ou trop épais, ou trop abondant, ou trop viſqueux, ou contuſionné, pourquoi ne pas employer des remedes qui non-ſeulement ne détruiſent pas le principe de la vie, mais même dont le ſuccès eſt phyſiquement plus prompt; car enfin, de tous les vaiſſeaux ſanguins qui arroſent le corps humain, ceux des yeux, quelque délicats qu'ils ſoient, ſont les plus ſuſceptibles de recevoir les impreſſions d'une vapeur fumigative, d'une vapeur tirée du ſuc des végétaux, d'une vapeur analogue à la maladie, & dont l'effet eſt d'ouvrir les porres, de pénétrer & de détendre les corps coagulés; effet qui aura un ſuccès plus ou moins prompt, lorſqu'il ſera précédé d'un demi-bain compoſé, qui en facilitant la tranſpiration, qui, en attirant le ſang dans la partie inférieure, force celui qui eſt coagulé à prendre la voie qui lui eſt préparée; lorſqu'il ſera ſuivi d'un régime, d'une diete plus ou moins rigoureuſe, & par conſéquent d'un défaut de chyle, qui, ceſſant de remplir les vuides du sang, lui procurera une circulation d'autant plus aisée, qu'elle doit être aidée par des douches sur les yeux; par des purgatifs conformes à la situation, par le délayant de bouillons rafraîchissans, par le fondant de tisanes apéritives, &c. (*)

D'après cet exposé, on me regardera sans doute, Mr, comme l'ennemi des saignées, & non sans raison, mais dans les maladies des yeux seulement, & avec cette différence cependant que j'avoue qu'il est des occasions où l'effusion du sang devient indispensable; telles sont celles qui arrivent à la suite d'une opération ou d'une ophtalmie invincible : ce systême, sans être nouveau, est le fruit de mes observations, & encore plus celui de la conviction : en voici la preuve. L'hyver dernier, un Monsieur de l'Oratoire vint me présenter un malade auquel il paroissait prendre un vif intérêt : l'examen des yeux fait,

(*) Les remedes les plus simples, & qui sont tirés des productions salubres de la nature, sont les plus efficaces pour les maladies des yeux; c'est pourquoi les hommes ne sçauraient être ni trop prudens, ni trop scrupuleux pour ne pas se méfier de l'impéritie d'une infinité de gens qui n'ont aucune teinture de la structure du corps, de l'anatomie oculaire, pas même de la botanique, partie d'autant plus essentielle, qu'il est impossible avec des remedes purement externes, de remédier à un vice interne, à un vice local, qui milite presque toujours avec la dépravation d'un sang qu'il faut réformer, & que l'on ne peut rectifier que par une variation de médicamens propres à la maladie.

l'exposé de la maladie entendu, j'hésitais si je devais mettre en œuvre les moyens curatifs, parce que je reconnus que l'œil droit, dans une entiere cécité, était attaqué d'une ophtalmie & d'un lacrimoyement considérable provenant d'un abscès sous la cornée, dont l'actif occasionnait un tiraillement, une douleur qui ne laissait, de jour comme de nuit, aucuns momens de relâche, parce que l'acrimonie de la limphe avait porté sur l'œil gauche une inflammation qui me laissait à peine la facilité d'appercevoir la prunelle, encore moins l'iris; effet qui annonçait une suppression de vue prochaine; cependant touché de l'état malheureux de cet homme, & encouragé par les bons témoignages que l'on me rendait, je lui promis tous mes soins; je lui enjoignis de se rendre promptement chez lui, où il ne tarderait pas à éprouver un aveuglement parfait, en sorte que je ne fus pas étonné, à la premiere visite que je lui rendis, de voir ma prédiction accomplie : dans cette triste situation, je lui prescrivis les demi-bains composés, les fumigations (*) végétales,

(*) Les fumigations que j'indique sont pour l'ordinaire composées d'une infusion presque bouillante de fleurs de sureau, de roses de provins, de fleurs de mauve, quelquefois d'une décoction de pommes de renette ; souvent de lait bien chaud, & suivant l'exigence de la situation; mais il

les douches, la diete, les lavemens émolliens, les tisannes apéritives : ce fut à l'aide de ces remedes que je fis couler l'humeur lymphatique, que je diminuai l'inflammation, lorsque le septiéme jour, le malade étant dans le demi-bain, éprouva une éruption dans l'intérieur de l'œil droit, qu'il ne put me rendre que comme le jeu d'une fusée, qui lui occasionna une douleur momentanée & un étourdissement accompagné d'un flux lymphatique, qui ne fut pas plutôt diminué, que cet homme apperçut pour la premiere fois, de l'œil gauche, un Crucifix qui était sur sa cheminée. Depuis ce tems, la maladie diminua de jours en jours par le purgatif avantageux des tisannes royales, par le doux résolutif de sang de pigeon, & successivement par de plus actifs; enfin ce malade, sous moins de deux mois, fut entierement rétabli, & dans le cas de reprendre ses exercices dans la Garde de Paris, où il est employé. Je finis actuellement de donner mes soins à un Sergent des Gardes Françaises, qui était attaqué de la même maladie avec des symptômes moins compliqués à la vérité, mais

---

m'arrive rarement de prescrire l'usage de l'entonnoir, parce que j'ai remarqué que la vapeur qui sort de ce tuyau affecte trop une partie de l'œil, & ne dilatent pas assez celles qui en ont besoin.

ſur qui les mêmes remedes ont opéré les mêmes ſuccès.

Il faut avouer, M^r, qu'on a raiſon de dire, *ceſſante cauſâ ceſſant effectus*; la preuve ſe trouve dans l'exemple ſuivant. Il y a aux environs de trois mois que la femme d'un Valet-de-chambre d'un Receveur Général des Finances, m'amena un de ſes enfans âgé de 7 à 8 ans, dans les yeux duquel je trouvai, tant ſur la conjonctive que ſur la cornée, pluſieurs petits ulceres que je jugeai provenir d'une gourme enfantine, qui, n'étant pas expulſée par les purgatifs, avait rendu cette jeuneſſe, naturellement vive, taciturne & preſque toujours dormante: mon pronoſtic était d'autant mieux fondé, que depuis long-tems les oreilles ſuaintaient, que le viſage avait été couvert d'une galle dont l'humeur s'était portée ſur le nez, & enfin ſur les yeux. De cet état je conclus que la nature ne demandait qu'à être aidée; en conſéquence je fis faire uſage des purgatifs, dans leſquels je fis entrer l'agaric, des lavemens émolliens, des demi-bains de même, ainſi que du petit lait à l'infuſion de fumeterre; enſuite, pour me rendre maître des yeux, je fis faire, pluſieurs fois le jour, des fumigations anodines & des douches onctueuſes. Ce traitement eut tout le ſuccès poſſible,

& fut terminé par le résolutif de sang de pigeon, à la suite duquel je fis faire des frictions ophtalmiques sur les paupieres supérieures, afin de fortifier les muscles & les fibres qui auraient pu se détendre par l'actif des fumigations. Cette cure n'était pas la premiere que j'avais faite en ce genre; mais je la rapporte à cause de la circonstance suivante. Dans le cours du traitement, la mere de cet enfant fit tout ce qu'elle put pour me déterminer à voir la petite fille d'un Notaire de cette Capitale, laquelle, selon son dire, avait les mêmes ulceres, la même maladie que son fils; mais je me refusai constamment à ses instances, parce que je me suis fait une loi de respecter le traitement des Maîtres de l'art, & de ne donner mes soins qu'aux personnes désespérées, ou qui n'auraient pas encore consulté; cependant ma curiosité se porta à connaître secretement l'Oculiste & le succès de ses remedes : or je sçus que la jeune personne avait été saignée plusieurs fois, qu'on lui avait appliqué les vessicatoires à la nuque; que ce traitement avait paru, dans les vingt-quatre heures, apporter quelques soulagemens, mais qu'ensuite les ulceres s'étaient aggrandis, avaient augmenté en matiere purulente, & mis les yeux dans un état si effrayant, que le pere crut devoir réformer ſon Oculiſte, qui cependant jouit de la premiere réputation: celui qui lui ſucceda changea de batteries, couvrit l'œil qu'il chargea d'une emplâtre, & employa le mercure doux. Quel en a été le ſuccès, je l'ignore encore; mais il peut ſe faire que, ſi j'ai été plus heureux dans cette cure, c'eſt peut-être que j'ai trouvé des diſpoſitions plus favorables; du moins c'eſt le langage que je dois tenir : reſte au Public à en apprécier la réalité.

Un quatriéme exemple vous convaincra peut-être, Mr, que ce n'eſt pas ſans raiſon que je dois perſiſter dans ma façon de penſer : en voici la preuve. Un Garçon Tailleur, qui a toujours eu de bonnes mœurs, vint me trouver il y a aux environs de deux mois, & ſe préſenta avec les yeux couverts d'une ſuffuſion occaſionnée par l'irritation des paupieres ſupérieures & inférieures, leſquelles me parurent attaquées d'un éréſipel milliaire dont j'attribuais la cauſe aux effets d'un ſang âcre & trop échauffé. Mon premier ſoin fut donc de recommander au malade de ne pas ſe laiſſer ſaigner à mon inſçu; après quoi je lui preſcrivis les demi bains, les fumigations, les douches, les bouillons rafraîchiſſans, les tiſannes apéritives; enſuite, lorſque je m'apperçus que le feu & l'âcreté du ſang étaient ſuffisamment détendus par le délayant de ces remedes, je lui fis prendre, de deux jours l'un, deux pintes de tisanne purgative, qui firent tout le bien possible, au point que, les yeux éclaircis, les paupieres dégorgées, je permis au malade de travailler de jour seulement, & sur des étoffes peu fortes en couleur, parce que je lui fis connaître qu'il fallait purger de nouveau, que l'humeur n'était pas encore dissipée, & qu'il était même nécessaire de continuer pendant quelque tems l'usage des remedes. Cet homme me promit tout ce que je voulus; mais content du mieux qu'il éprouvait, il ne tarda pas à mésuser du succès, à oublier l'exécution de ce que je lui avais prescrit, à me refuser la douce satisfaction de reconnaître un mieux journalier, en sorte qu'une pareille négligence effectua bientôt ce que je lui avais prédit; en effet, peu de jours après, l'inflammation se porta de nouveau sur les paupieres, & les irrita tellement, que la rechute lui fit craindre des progrès plus dangereux que la maladie même. Dans cette dure perplexité, n'osant recourir à son bienfaiteur, il s'adressa àun Maître de l'art, qui, en détruisant mes principes, lui persuada que la saignée le guérirait radicalement. Cet homme le fut effectivement, ce qui parut diminuer l'inflammation;

mais, vingt-quatre heures après, ses paupieres se tuméfierent de nouveau, l'irritation devint plus considérable que jamais : victime de son peu de confiance, il crut devoir vaincre ses remords, s'exposer à mes reproches, implorer ma clémence. Le premier aspect m'effraya, le premier tact me surprit au point que je lui dis d'une façon affirmative ; de deux choses l'une : ou vous n'avez pas fait les remedes que je vous ai prescrits, ou vous avez été saigné ; mon ton décisif lui en imposa ; tout en hésitant il m'avoua sa faute, & enfin je reconnus que la tuméfaction tendait à devenir squirrheuse, ce à quoi je m opposai par tous les remedes propres à détendre & à résoudre la maladie ; de façon que cet homme est actuellement à l'abri de ses appréhensions & de la vérité de cet axiome, *qui vult decipi decipiatur.*

## DEUXIEME OBSERVATION.

Je pourrais, Mr, entrer dans une plus grande énumération d'exemples ; mais la crainte de paraître trop diffus m'oblige à passer à d'autres circonstances où je suis en contrariété non-seulement avec plusieurs Maîtres de l'art, mais même avec les malades ; avec les malades, parce qu'ils attendent trop tard à demander du secours, parce qu'ils laissent au mal le tems de faire des progrès rapides, & parce qu'enfin ils sont dans la faible illusion de dire, que ces maux ne font pas mourir : avec les Maîtres de l'art, parce que, dès qu'ils apperçoivent les commencemens d'une cataracte, d'une goutte sereine, d'une fistule lacrimale, leur solution est, il faut saigner ; ensuite il faut attendre ; les raisins ne sont pas encore murs : pendant ce tems on ne fait aucuns remedes, le mal prend racine, on en vient à l'opération, le malade souffre les douleurs les plus aigues : si c'est une cataracte, quelquefois l'abaissement ou l'extraction est heureuse ; quelquefois aussi, & même le plus souvent, on tombe de caribde en sylla (*). En effet, il est presqu'impossible de pouvoir opérer sur le globe de l'œil, ou sur ses adhérences, sans

(*) La cataracte qui est dans un état de maturité, n'est plus susceptible de remedes, & ne laisse de ressource que dans l'opération, pour laquelle il serait à souhaiter que l'on employât moins de préparations. Ce que j'avance n'est point imaginaire, mais est fondé sur des preuves convaincantes, sur des preuves tirées de différens particuliers que je viens de voir opérer avec le plus grand succès, sans avoir fait précéder cette diette rigoureuse, sans avoir employé ces saignées préliminaires, je dirai même plus, sans qu'il soit survenu ni douleur, ni inflammation, & par conséquent sans aucune effusion de sang. Ce n'est donc qu'après l'opération, qu'on est obligé de prescrire un régime exact & rigoureux, afin d'éviter une inflammation toujours dangereuse.

bleſſer cette quantité prodigieuſe de rameaux, ſoit veineux, ſoit fibreux, dont ces parties ſont tiſſues ; auſſi voit-on tous les jours à la ſuite des opérations des ſtaphylomes, des yeux ulcerés, des yeux enfoncés, des éraillemens de paupieres, des lacrimoyemens intariſſables, en ſorte que le malade pourrait dire, c'eſt par ma faute, c'eſt par ma très-grande faute. D'après des effets auſſi dangereux qu'ils ſont à craindre, mon principe eſt, ainſi que vous l'obſervez très-bien, qu'il faut être ſans ceſſe actif, qu'il faut devenir les ſcrutateurs de la nature, qu'il ſe trouve dans ſes productions ſalubres des remedes pour tous les maux ; mon principe eſt que l'on doit éviter les opérations le plus qu'il eſt poſſible, & que, pour les éviter, il faut chercher à prévenir les progrès du mal dans ſon origine ; il faut recourir à des gens inſtruits, expérimentés, il faut enfin faire uſage des remedes avec patience, avec perſévérance, & rejetter ceux que l'ignorance a enfantés, ou que le ſuccès du hazard a accrédités.

On trouvera peut-être, Mr, que mes craintes ſont idéales, que mes reproches portent à faux ; je vous avoue que je ſouffrirais volontiers cette humiliation pour le bien de l'Humanité, mais malheureuſement je n'ai ſous les yeux que trop d'exemples du contraire ; la preuve réſulte des faits. Sans parler de ces personnes qui méconnaissent la vérité de cet axiome *principiis obsta*, qui n'attaquent la maladie que quand elle a formé ses retranchemens; de cette multitude de gens qui ne craignent l'ennemi que quand les portes sont enfoncées, qui tout effrayés prennent les premieres armes qui se présentent, & se fraient d'eux-mêmes un chemin au précipice; sans parler, dis-je, de ces exemples plus effrayans les uns que les autres, je plaide la cause de ceux que la prudence détermine dans le commencement à demander des secours qu'ils n'obtiennent pas. Un Intendant d'une Dame de condition éprouva ce mois de Novembre dernier, une faiblesse de vue sur l'œil droit, laquelle était accompagnée d'éblouissemens qui furent précédés de symptômes, tels que ceux de paraître voir voltiger dans l'air des flocons de neige, des mouches & autres; craintif sur son état, il fut consulter un des Oculistes le plus accrédité, qui lui répondit, après un léger examen, qu'il n'y avait autre chose à faire que la saignée. Peu de tems après la maladie augmenta au point que ce Monsieur pouvait à peine de cet œil faire la distinction de la clarté du jour d'avec les ténebres; convaincu par une triste épreuve de la réalité de son mal, il se transporta de nouveau chez son Oculiste, qui lui dit alors qu'il n'y avait plus rien à faire, que c'était une cataracte dont il fallait attendre la maturité pour en faire l'extraction. Le moment décisif étant arrivé, cet Artiste renommé se transporta chez son malade, à qui il fit l'opération d'autant plus heureusement, que rien ne paraissait annoncer des suites funestes; mais à peine l'opéré fut-il délivré de ses bandages, qu'il apperçut un engorgement en forme de tumeur qui couvrait la pupile, l'iris, & remplissait une partie de la cornée; ce qui lui ôtoit totalement l'usage de la vue. Ce nouvel accident lui donna de justes alarmes, que l'Oculiste chercha à calmer par une nouvelle incision, par une suite de remedes qui ne produisirent aucun effet; en sorte que le malade sollicita vivement les dernieres ressources, qu'on lui dit être d'appliquer sur le globe un œil de plâtre, pour comprimer & affaisser le staphylome qui se fortifiait par des progrès journaliers. Ce Monsieur, désespéré d'un remede dont il redoutait les tristes effets, ainsi que vous le faites très-bien connaître, Mr, dans la huitiéme section de vos observations; ce Monsieur, dis-je, vint me trouver, me pressa, par les expressions les plus pathétiques, de le secourir; je lui répondis qu'il était entre les mains d'un habile homme, à qui il ne devait pas faire un crime d'un accident qui arrive tous les jours aux plus expérimentés ; mais enfin voyant que mes observations ne faisaient que le désoler davantage, je lui promis de faire ce que je pourrais, sans pouvoir répondre du succès; effectivement je crois que c'est en vain que j'emplois successivement toutes les ressources de mon systême, ainsi que les fumigations ophtalmiques les plus actives ; c'est pourquoi je me propose de toucher au premier jour ce staphylome avec l'huile glaciale d'antimoine, ce que j'aurais fait d'abord si je n'avais craint la cicatrice du coup de lancette, si je n'avais cru devoir essayer les premieres tentatives.

De cet exposé il résulte, Mr, qu'il est des opérations nécessaires, qu'il en est d'indispensables, mais en même tems, que cette nécessité n'arrive que parce qu'on a négligé, ou mal gouverné les commencemens d'une cataracte & ceux d'une goutte sereine. Tout le monde sçait que les avant-coureurs de ces maladies se dénotent par des images qui apparaissent aux yeux, lesquelles proviennent, pour l'ordinaire, ou de la stagnation du sang, ou de celle de l'humeur lymphatique qui toutes deux occasionnent une ombre, un défaut de lumiere sur la rétine. Je conviens que, si on commençait le traitement

de

de ces maladies par des frictions d'ophtalmiques actifs, on ne ferait qu'irriter la cornée, que corroborer les corpuscules qui se trouvent en stagnation, & enfin décider la maladie : mais lorsque ces frictions seront précédées par des fumigations anodines par des douches onctueuses, je suis persuadé, & même convaincu, que le mal se dissipera, & que tout rentrera dans l'ordre. Je pourrais, M. étayer ce système d'une infinité d'exemples; mais je me renferme dans ceux qui ont le plus d'analogie avec ces principes. Il y a aux environs de six semaines que je fus prié de me rendre dans une Abbaye où je vis plusieurs dames Religieuses qui étaient attaquées de différentes maladies oculaires : or, dans le nombre, il en était une âgée d'environ 35 à 36 ans, qui, depuis quelque tems, se trouvait sans cesse fatiguée par de violens maux de tête, dont l'actif se portait sur l'œil droit, & rendait cet organe très-sensible; ensuite de légeres inflammations se succéderent les unes aux autres; & enfin une tumeur également dure & douloureuse se fit sentir, se fit appercevoir au-dessous du grand angle. Appellé assez promptement pour empêcher les progrès du mal, je trouvai que l'œil était surchargé de l'humeur lymphatique,

que la caroncule était beaucoup irritée, mais que le ſac lacrimal n'était que faiblement endommagé, parce que l'écoulement du conduit nazal n'était pas totalement intercepté : les compreſſions réitérées que je fis ſur le ſac, en firent reſſortir une humeur qui n'avait aucun des ſignes qui font appréhender l'altération de cette partie ; c'eſt pourquoi je crus devoir éviter à la Dame Religieuſe les appréhenſions d'une maladie ſérieuſe, ainſi que le douloureux d'une ſonde quelquefois dangereuſe. D'après ces ſymptomes, je crus pouvoir déſigner cette maladie ſous le nom de fiſtule lacrimale imparfaite, c'eſt pourquoi je pris tous les moyens propres à m'oppoſer aux progrès du mal que je jugeai provenir de l'âcreté du ſang & de l'épaiſſiſſement de la lymphe ; en conſéquence j'indiquai promptement les poudres céphaliques, les fumigations, les douches, les demi-bains émolliens, le petit lait à l'infuſion de fumeterre, & ſucceſſivement les ſudorifiques, les purgatifs, &c. Ce traitement ponctuellement exécuté rétablit promptement le calme dans le cerveau, donna un nouveau reſſort à la circulation, diſſipa entierement la tumeur, & mit, ſous moins d'un mois, la Dame Religieuſe dans le cas de reprendre sa Règle, & de n'avoir aucune appréhension (*).

Un second exemple, Mr, non moins sensible que le premier, vient d'avoir une heureuse réussite dans la personne d'un Marinier de 36 à 40 ans : ce jeune homme, qui a toute l'activité de son état, sans en avoir les défauts, me fut présenté par sa mere presqu'octogenaire, dont il est le soutien & l'appui. L'examen des yeux fait, je trouvai, suivant le dire du malade, que les convulsions des paupieres qu'il éprouvait, que l'extinction de vue qui se manifestait, provenaient des violens maux de tête dont il se plaignait depuis le mois d'Avril, lesquels tiraient leur origine de l'actif dangereux de ces rayons de soleil qui, dans ce tems, surviennent entre deux nuages, & dont l'effet avait frappé le cerveau & obliteré les filieres du nerf optique; pronostic que je crus devoir tirer, parce que je reconnus que le cercle des paupieres

(*) La fistule lacrimale n'est rien dans son origine puisqu'elle peut être guérie par des injections propres à rétablir le sac lacrimal, & à faire refluer l'humeur qui altere cette partie tendre & délicate; mais, pour peu que l'on néglige ce que l'on traite d'abord de misere, le mal s'aggrave, le canal nazal s'obstrue, le sac s'ulcérie, l'opération devient indispensable; enfin, trop heureux, si le vice de la maladie ne fait pas appréhender des suites plus dangereuses encore.

s'était resserré, que les muscles étaient fort fatigués, que les deux globes avaient beaucoup perdu de leur diaphanéité, & s'étaient, pour ainsi dire, affaissés au point que les convulsions des paupieres me laissaient à peine la facilité de reconnaître la pupille & l'iris, qui me parurent dans une espece de spasme & d'érétisme qui me faisait appréhender une goutte sereine parfaite. Pour remédier & prévenir les accidens d'une maladie dont la cure a été la pierre d'achoppement de plusieurs Oculistes, & qui a même fait dire à Maître Jean, qu'en chercher la guérison, c'est chercher la pierre philosophale; pour prévenir, dis-je, les accidens qui auraient pu en résulter, je fis prendre au malade une poudre céphalique qui dégagea le cerveau; ensuite j'indiquai les demi-bains, les fumigations, les douches, & successivement les apéritifs, les purgatifs, les resolutifs, &c. en sorte que, sous moins d'un mois, ce jeune homme a été parfaitement rétabli, & dans le cas de reprendre ses occupations dans un des Ports de cette Capitale, où il est actuellement employé (*).

(*) Il ne m'est pas possible d'entrer dans le détail de différentes especes de collyre qui servent à calmer le douleurs, à dissiper les inflammations, parce que les

Un troisième exemple qui, pour le moment, Mr, fait le sujet de mes observations, regarde une Femme-de-chambre âgée de 40 à 45 ans, laquelle fut la première Garde-malade de sa Maîtresse qu'elle perdit, il y a aux environs de quinze mois, dans les effets violens d'une fievre putride : la douleur qu'elle ressentit, les soins peu précautionnés qu'elle prit, lui occasionnerent une irritation dans le sang, un bouleversement dans les humeurs, qui ne firent pas une maladie décidée, mais dont tout l'actif se porta au cerveau, & ensuite se jetta sur les yeux. Les premiers effets qu'en ressentirent ces deux boussoles, furent une faiblesse de vue suivie d'images apparentes. Cette fille justement alarmée sur son état, eut recours à un des plus habiles Oculistes, qui lui ordonna des saignées, des vapeurs d'eau de mélisse, des tisannes rafraîchissantes : ce traitement, bien loin de diminuer la maladie, ne fit au contraire que rendre l'œil droit dans une paralysie imparfaite, & l'œil gauche dans un état à peu près semblable ; en sorte que l'Artiste renommé déclara à sa malade qu'il n'y avait pas de remede, que c'était une

composé en varie suivant les vices accidentels ou sanguins qui attaquent la délicatesse de l'organe de l'œil.

goutte ſereine, qu'il fallait conſerver ſeulement, le plus long-tems qu'elle pourrait, les mouches qu'il lui avait fait appliquer derriere les oreilles. Cette fille remplie de religion, ſouffrait patiemment la volonté de l'Etre ſuprême, lorſqu'enfin elle vint implorer mon ſecours. En examinant ſa ſituation, je trouvai la pupille de l'œil droit extrêmement dilatée, immobile, & la vue, pour ainſi dire, éteinte: l'œil gauche, ſans être auſſi attaqué, me faiſait également craindre que le nerf optique ne ſe trouvât dans peu incapable de rapporter au *ſenſorium commune* les images de la lumiere : dans cette triſte ſituation, comme la malade ſe plaignait de violens maux de tête qui lui occaſionnaient des inſomnies, je lui donnai à prendre, pendant pluſieurs jours, une poudre céphalique, je lui indiquai (grace pour des répétitions indiſpenſables) je lui indiquai, dis-je, les demi-bains, les fumigations, les douches, les lavemens émolliens, les tiſannes apéritives, &c. après quoi je la fis purger, de deux jours l'un, avec deux pintes de tiſannes royales : ces remedes opérerent tout le ſuccès que j'en attendais, tant dans l'ordre naturel, que comme un préparatif propre à recevoir les effets des vapeurs & des frictions journalieres; en conséquence je prescrivis à cette fille de se promener souvent, de prendre le plus d'exercice qu'elle pourrait, pourvu que ce fût à l'abri du vent & du soleil, de porter sous l'œil, trois fois le jour, la vapeur d'un composé irritant, de faire de même des frictions sur les paupieres supérieures, & cela en passant plusieurs fois du grand angle de l'œil au petit angle, une éponge remplie d'une ophtalmique très-actif. Quelque simples que soient ces remedes, j'ai la satisfaction de voir un mieux journalier, sans cependant avoir la présomption d'opérer une guérison parfaite (*).

C'est à vous, Mr, qu'était réservée la précieuse découverte d'électriser l'œil, & de procurer, par le méchanisme de ce physique, une guérison jusqu'à nos jours réputée incurable ; car on ne peut pas dire que quatorze cures opérées successivement, puissent être l'effet d'un heureux hazard ; un pareil langage ne pourrait provenir que d'une partialité intéressée, d'une partialité qui s'orgueillit de talens ordinaires, & qui

(*) Plus j'examine les causes & les effets de la goutte sereine, plus je trouve de possibilité à la guérison de cette maladie, non par les saignées qui en sont d'ordinaire la source & l'origine, mais par les vapeurs d'un composé pénétrant qui doit être précédé de fumigations à peu près semblables.

craint d'être éclipſé par de beaucoup ſupérieurs : pour moi je ſuis perſuadé que le Miniſtère, ſans ceſſe ſurveillant pour le bien des Peuples, encouragera, par des récompenſes honorables, une découverte due à vos ſoins, à vos veilles, à vos recherches; une découverte auſſi utile à l'Humanité qu'honorable à la Nation : en mon particulier, je ne puis trop vous exhorter à redoubler votre zele patriotique, à réitérer vos expériences, & à convaincre publiquement ceux qui paraiſſent douter de vos heureux ſuccès. N'oubliez donc pas les engagemens que vous venez de contracter avec le Public ; c'eſt le véritable moyen de faire taire l'envie & les envieux, qui ne pouront s'empêcher de rendre juſtice au mérite, en voyant la nature ſoulagée par la guériſon de la goutte ſereine, & le phyſique enrichi des découvertes que vous annoncez avoir faites, dans votre Traité ſur la Viſion (*).

(*) C'eſt, Monſieur, avec un plaiſir toujours nouveau qu'on lit les nouvelles découvertes que vous publiez généreuſement. Le précis de votre Mémoire ſur les cauſes de la mort ſubite & violente, que vous venez de donner, en eſt la preuve ; les diſcuſſions phyſiques & phyſiologiques qui le compoſent, répandent la plus grande clarté ſur l'économie animale. Les moyens que vous indiquez pour rétablir l'action du fluide électrique ont produit déjà de ſalutaires effets : ils méritent donc l'attention du Gouvernement & des Maitres de l'art. Mais, permettez-moi, M.

## Troisiéme Observation.

Je vous avoue, M^r^, que l'on est bien satisfait de pouvoir éviter de grands maux, en sondant les secrets de la nature, en employant le secours des simples, en se servant de petits médicamens : il serait à souhaiter que les hommes puissent se convaincre de cette importante vérité dans ce qui regarde la prolongation de la vue ; aussi est-ce le motif qui me détermine à vous présenter les réflexions suivantes. On peut dire en général, qu'il en est du corps humain comme des instrumens à qui un service long-tems répété demande la main de l'Artiste, pour rétablir les ressorts que l'usage a fatigués : tel est le tableau que nous présentent les deux boussoles des opérations humaines, qui, sans cesse alté-

---

de rapporter ici un moyen qui a beaucoup d'analogie avec vos principes. Dans les provinces où l'on fait une grande consommation d'eau-de-vie, il arrive fort souvent que des Particuliers en prennent outre mesure, & qu'ils tombent dans une espece d'anéantissement ; or, pour les tirer de cette létargie, on est obligé de les enterrer dans du fumier jusqu'à ce que les esprits vitaux soient ranimés. Ce moyen qui est toujours heureux, est conforme avec le systême que vous établissez. Pourquoi n'emploierait-on pas des secours aussi simples qu'efficaces, & dont on a tout à espérer sans avoir rien à craindre ; des secours auxquels la Religion ne peut qu'applaudir, & l'Humanité concourir.

rées par l'étude, par le travail, par le feu, par la lumiere naturelle & artificielle, par le soleil, par la poussiere, par des couleurs plus frappantes les unes que les autres, nous annoncent par le relâchement des fibres qui les composent, des besoins toujours pressans, toujours nouveaux : en effet, si, dans la jeunesse, après une chaleur ardente, une étude sérieuse, un travail pénible, on se baigne les yeux avec une eau simple, il semble que ces deux organes reprennent une nouvelle force, une nouvelle vigueur; au contraire, dans un âge plus avancé où la nature faiblit, où tout contribue à rendre les fibres de l'œil moins élastiques, un bain de cette espece ne serait pas suffisant pour donner du ressort, pour rétablir le relâchement qu'a produit un service de quarante années; c'est donc alors que l'on a besoin de se servir de ces eaux ophtalmiques plus ou moins animées, de ces eaux qui, en conservant aux fibres & aux muscles l'actif dont ils ont besoin pour faire mouvoir le globe dans l'orbite, empêchent en même tems que le sang ne se coagule dans les vaisseaux & ne donne naissance à une infinité de maladies plus critiques les unes que les autres : mais, dira-t-on, il est d'usage de ne rien faire aux yeux tant qu'ils sont bons, tant qu'ils ne périclitent pas ; à cela je réponds que l'usage est une chimere qui doit céder à des preuves palpables & convaincantes : car enfin, lorsque les ressorts d'une montre viennent à faiblir, si on néglige d'y faire travailler, le dérangement se met dans les parties qui la composent, & son mouvement devient interrompu : or il en est de même des Yeux : si on attend que la maladie ait fait des progrès pour y appliquer le remede, ce remede sera toujours violent, & souvent de peu de réussite ; c'est pourquoi je dis le grand secret, & j'assure, avec connaissance de cause, que, pour conserver sa vue bonne jusqu'à la fin de la vie, il faut de toute nécessité la fortifier dès l'âge de 40 à 45 ans, il faut la fortifier *gradatim*, c'est-à-dire, avec des topiques, avec des ophtalmiques plus ou moins actifs, suivant le dérangement qui se fait connaître, ou le degré de faiblesse que l'on éprouve (*).

---

(*) Le topique propre à fortifier la vue, s'applique toujours tiede, & se fait avec une infusion de roses de provins mélangée à froid avec le vin. L'ophtalmique capable d'éclaircir le globe de l'œil, est le composé le plus spiritueux de différens aromates incorporés avec l'esprit de vin. Quelque peu compliqués que soient ces remedes, ils sont cependant plus que suffisans, lorsqu'ils sont pris à tems, pour détourner les maladies qui, dans un âge avancé, proviennent ou du relâchement des muscles, ou

Je ne sçais, M[r], si vous trouverez quelque chose de plausible & de convaincant dans mon raisonnement, mais au moins j'en ai vu opérer d'heureux effets aux personnes à qui je l'ai prescrit, & sur-tout dans les Communautés Religieuses à qui je donne particulierement mes soins, & où on exécute les remedes avec cette ponctualité nécessaire à la réussite ; je puis même dire qu'il serait à desirer que les malades laïcs fussent des observateurs aussi scrupuleux ; l'Artiste en retirerait une double satisfaction, celle de guérir & de s'assurer de l'efficacité de son remede. Les exemples suivans, quoiqu'étrangers à la question, en démontrent la réalité. Une Demoiselle de condition eut à l'âge de

---

de l'altération des humeurs ; mais il est bon de dire que ces causes se trouvent quelquefois occasionnées par les imprudences que l'on commet en négligeant une fluxion, un rhume de cerveau, dont le cours lymphatique une fois interrompu, occasionne des catharres la source des maux de tête, & l'origine d'une infinité de maladies des yeux, par les imprudences que l'on commet l'hyver en s'approchant inconsidérément la tête du feu, en regardant fixement la flamme d'un brasier ardent ; par les imprudences auxquelles on s'expose, en cherchant à considérer soit le soleil, soit la lune, ou les étoiles ; & enfin par celles qui proviennent de la mauvaise habitude où l'on est de se couvrir peu la tête pendant la nuit, & de manquer, en s'éveillant, d'essuyer le derriere des oreilles toujours humide.

7 à 8 ans la petite vérole, dont les effets n'eurent rien de ſiniſtre qu'un bouton qui ſe porta dans la partie inférieure de l'iris de l'œil gauche. Le peu de ſoin que l'on prit fit que ce petit ulcere forma une cicatrice qui ne tarda pas à couvrir toute l'étendue de la pupille, & une grande partie de la cornée, en ſorte que, depuis ce tems, l'uſage de la vue fut totalement intercepté (*); cette jeune perſonne, qui peut avoir actuellement 17 à 18 ans, ſe trouvant appellée à l'Etat Monaſtique, pour lequel elle paraît avoir toutes les diſ-

(*) Les accidens qui arrivent journalierement au moment même, ou à la ſuite de l'opération de la taye, ſont plus que ſuffiſans pour déterminer le Public à préférer un remede qui ne peut faire aucun mal, & qui produit pour l'ordinaire un bien réel : j'en ai tous les jours des preuves plus que convaincantes, mais particulierement dans une pauvre fille de ma Paroiſſe, qui, après avoir été ſix mois entre les mains d'un Oculiſte le plus accrédité, en fut abandonnée dans une cécité entiere. Un état auſſi triſte excita la compaſſion des Dames de Charité, qui me l'adreſſerent il y a trois mois, & me la recommanderent fortement : encouragé par leur humanité compatiſſante, je pris à cœur cette bonne œuvre; je panſai la jeune perſonne pluſieurs fois le jour, je joignis aux remedes externes les internes; enfin je fus aſſez heureux pour lui rendre la lumiere, au point qu'elle va librement ſans le ſecours de perſonne, qu'elle commence à ſe remettre au travail & à la lecture; il eſt vrai que l'œil gauche reſtera toujours dans un état d'imperfection, parce qu'il eſt impoſſible de réparer les défauts de l'inciſion qui lui a été faite ſur la majeure partie de la pupille, de l'iris & de la cornée.

positions requises, fut présentée dans une célèbre Abbaye des environs de cette Capitale : le premier aspect fut totalement en sa faveur, parce que la tache de l'œil qui prend pour l'ordinaire la couleur de la partie qu'elle affecte, n'avait rien d'apparent, parce que la jeune personne réunit d'ailleurs à une taille avantageuse une figure gracieuse : mais comme il n'est pas possible de donner long-tems le change aux personnes avec lesquelles on vit, on s'apperçut bientôt du manque de cet organe, & Madame l'Abbesse toujours bonne, toujours compatissante, me fit prier de me rendre en son Abbaye, où je trouvai l'œil de cette jeune personne entierement couvert : j'employai alors toutes les tentatives possibles pour connaître s'il restait quelques rayons visuels, mais inutilement ; en sorte que je lui indiquai, trois fois le jour, l'usage d'une pommade ophtalmique sans adoucissemens & sans bains, de façon que la tache sans cesse irritée par l'actif des minéraux, mit, en moins de quinze jours, la jeune Demoiselle dans le cas d'appercevoir les objets, sous moins d'un mois, de lire aussi distinctement que je pourrais le faire, & enfin de se trouver absolument dégagée du voile obscur qu'elle portait depuis dix ans. Voilà, Mr, l'effet d'une pommade dont je n'attendais pas un ſuccès auſſi prompt, mais qui à la vérité doit une partie de la réuſſite à la ponctualité avec laquelle ce remede a été adminiſtré ; cependant je ne puis m'empêcher de vous obſerver que l'uſage de la pommade produit un effet plus ſûr & moins dangereux pour l'œil que les eaux que l'on y diſtille, que les poudres ſeches que l'on y ſouffle ; plus ſûr, parce qu'elle ſe mêle moins avec les larmes, parce qu'elle conſerve plus long-tems ſon activité ; moins dangereuſe, parce que les cauſtiques qui la compoſent ſont enveloppés d'un ſuc onctueux qui deſſéche, & corrode moins les tuniques de l'œil (*).

Un ſecond exemple, quoiqu'également étranger à l'obſervation, eſt une nouvelle preuve du ſujet de réflexion, & mérite, j'oſe le dire, quelqu'attention : une Demoiſelle de condition, âgée de 19 à 20 ans, ſe préſenta pour entrer en Religion dans une maiſon conſidérable de cette

(*) Il ſerait à ſouhaiter que les perſonnes qui ſe trouvent attaquées de la petite vérole prennent des précautions ſalubres, qu'elles faſſent uſage des remedes propres à diminuer cette grande inflammation qui irrite l'œil, & qui produit d'ordinaire des effets dangereux ſur un organe auſſi délicat ; mais les bornes que cet Ouvrage me preſcrit, m'empêchent d'entrer dans des détails qui deviendraient indiſpenſables.

Capitale. Cette jeune personne avait dans les deux yeux un louche si effrayant, dans la bouche un tour si difforme, qu'à peine pouvait-on la regarder; mais sa fervente piété, sa grande douceur, son extrême modestie parurent partager les voix, & même les réunir en sa faveur, en sorte que tout semblait réussir selon ses desirs, lorsque, dans le nombre des Religieuses, il s'en trouva de plus près regardantes les unes que les autres, qui, pendant l'année de Noviciat, s'apperçurent que la moindre application mettait le globe de l'œil dans un mouvement continuel. Cette nouvelle découverte jetta l'alarme : on fit venir un Chirurgien, qui, examen fait, décida que la maladie était trop compliquée, qu'elle était incurable. Cet Arrêt porté, la Communauté s'assembla, & il fut statué que la jeune Novice serait promptement rendue à madame sa mere : sous ces entrefaites, une Abbesse aussi recommandable par sa grande naissance que par ses rares vertus, ayant entendu parler de l'excellence du sujet, résolut de tendre une main secourable à cette victime infortunée; en conséquence elle me fit prier d'aller voir cette Demoiselle, dans les yeux de laquelle je trouvai un louche extrême que je jugeai provenir du peu de soin qu'ont les Nourrices

rices & les Bonnes d'expoſer le berceau des enfans à un faux jour, ce qui occaſionne la contraction des muſcles & la déſunion des axes optiques : en examinant l'œil gauche, je reconnus effectivement dans le globe, ſain d'ailleurs, un mouvement plus ou moins actif, ſuivant le degré d'application ; je reconnus que, privé du ſecours de l'œil droit, cette agitation était plus conſidérable, qu'elle rendait les caractères diffus & illiſibles, effet que j'attribuais au trop grand relâchement des muſcles ; ce qui me fit préſumer que, ſi je pouvais remédier au premier défaut, je remédierais au ſecond : en conſéquence j'indiquai l'uſage du miroir une heure le matin, autant le ſoir ; je fis prendre un chapeau de paille, qui, formant deux abajoues avancés, obligeait l'axe de l'œil de fixer directement les objets, & l'empêchait de ſe jetter ſur les côtés pour les chercher. Pendant l'uſage du miroir, je plaçais une perſonne derrière la malade pour être exact au dérangement de l'œil, & avertir d'en redreſſer la direction ; enfin, à la ſuite de chaque ſéance, je faiſais diſtiller ſur les globes des yeux quelques gouttes d'une ophtalmique propre à les fortifier, ainſi que les parties fibreuſes & muſculeuſes ; mais voyant que le ſuccès ne répondait pas aſſez promptement à mon attente, & présumant d'ailleurs que l'irréussite que l'on avait éprouvée dans l'usage du miroir provenait de ce que l'on n'avait pas cherché à fortifier les muscles dans la situation rétablie; c'est ce qui me détermina à indiquer les frictions sur les paupieres supérieures & inférieures; ce qui se fit en se servant d'une petite éponge imbibée d'une ophtalmique très-actif, laquelle on passait & repassait plusieurs fois du grand angle de l'œil au petit angle. Ce traitement ponctuellement exécuté rectifia le louche, diminua l'agitation, & par une suite de la représentation du miroir, corrigea le tour de la bouche; en sorte que cette jeune personne est au moment de rentrer en Religion, quoiqu'elle soit encore pour quelque tems à l'usage de ces mêmes remedes.

De tous les Auteurs qui ont traité le louche des yeux, le profond Boerhaave est un de ceux qui en a le mieux démontré les causes & les effets; ce n'est pas cependant que je veuille diminuer le mérite de plusieurs autres; mais en fait de démonstration les hommes sont susceptibles de préventions; j'avoue mon faible, qui cependant sera toujours docile, & ne cherche qu'à s'instruire; c'est pourquoi j'espere que vous voudrez bien entendre encore l'exposé d'une maladie qui anime mon zele, qui excite mon émulation, & de laquelle je n'ai presque pas trouvé d'exemples. Un Garçon Limonadier âgé de 25 à 30 ans, qui a toujours eu de bonnes mœurs, s'étant trouvé mal il y a aux environs de cinq à six mois, fut secouru par des imprudens, qui, non contens de lui faire respirer le vinaigre, lui en jetterent à gros bouillons sur le visage & dans les yeux : ce pauvre malheureux tout léthargique, se leva à l'instant, en s'écriant, on m'a brûlé la vue, je n'y vois plus ! Que vais-je devenir ! Quelle profonde douleur je ressens ! Ce fut en vain que l'on appella un Chirurgien, que l'on chercha à diminuer ses maux ; le martyr fut son partage, le sommeil fut intercepté, les remedes mal appliqués, sa bourse épuisée ; enfin trop heureux, dans une entiere cécité, d'être reçu dans un Hôpital de cette Capitale, où il resta pendant deux mois, sans que les gens de l'art pussent trouver un remede, pas même une amélioration. Obligé de quitter cette maison, l'azyle de la vertu, celui de l'humanité souffrante, il végéta pendant quelques tems, faisant aujourd'hui le remede des uns, demain celui des autres ; mais les personnes charitables qui le secouraient, ne pouvant plus y subvenir, déterminerent son entrée en l'Hôtel-Dieu où, à la premiere visite, on décida que, dans le cas de souffrance, il n'y avait d'autre remede que l'extirpation des deux globes; ce jeune homme ne pouvant se soumettre à un pareil jugement, sortit, & par un effet du hazard, me fut adressé & fortement recommandé. Au premier aspect, je crus voir un *noli me tangere*; cependant, en l'examinant de plus près, je reconnus mon erreur, & je trouvai, à la vérité, que la conjonctive de l'œil droit avait perdu de sa diaphanéité, que le globe était moins actif que d'ordinaire, & un peu affaissé; que la cornée moins saillante ne faisait, avec l'iris & la pupille, qu'un ensemble dur & calleux: la conjonctive de l'œil gauche me parut au contraire saine, ou peu endommagée; mais toute l'étendue de la cornée, de la pupille & de l'iris était couvert d'une espece de staphylome dur, d'un bleu noir, que je jugeai provenir de l'épanchement de l'humeur aqueuse occasionnée par l'irritation du vinaigre, qui, dans les premiers instans, a produit une violente ophtalmie, & dont on aurait pu diminuer les effets en baignant les yeux avec du lait tiede: cette sage précaution n'ayant pas été employée, le dérangement ou plutôt l'acide du vinaigre a tellement affecté les tuniques des deux globes, & produit sur le gauche une hernie si considérable, qu'elle a renversé la paupiere inférieure, & dérangé les conduits excréteurs. Mon premier soin fut donc de donner à ce malade une poudre céphalique propre à dégager le cerveau, à en faire couler les sérosités, & diminuer les violens maux de tête dont il se plaignait; ensuite, afin de calmer l'irritation du sang, afin de lui procurer le repos de la nuit, je lui fis prendre des demi-bains aux décoctions émollientes, des lavemens & des tisannes rafraîchissantes; je lui fis présenter sous les yeux des vapeurs fumigatives de lait, ensuite celles faites avec la pomme de renette, l'infusion de fleurs de sureau, de roses de provins & de mauves; je fis réitérer cette opération cinq à six fois le jour, ainsi que des douches plus souvent répétées. Ce traitement à peine continué pendant sept à huit jours, les douleurs s'appaiserent, le sommeil parut vouloir revenir; & enfin, sous moins de quinze, le malade commença, comme à travers un voile, à appercevoir la lumiere, peu après les objets sans pouvoir à la vérité les distinguer. Encouragé par ce succès, je cherchai à en connaître la cause, & je trouvai qu'il s'était fait une dilatation d'opacité au centre de l'espece de staphylome de l'œil gauche, directement au-dessus de la pupille, que je reconnus, autant qu'il est possible; être en bon état.

Voilà, Mr, la situation actuelle de ce malade, à qui je ferai continuer encore pendant quelque tems les mêmes remedes, qui non-seulement dégagent le globe, mais même en font sortir une espece de sable que je me propose de dissoudre pour en connaître le composé ; après quoi j'ajouterai aux fumigations le suc actif de joubarbe, qui, mélangé à propos, est un des meilleurs ophtalmiques que nous ayons, & dont j'ai vu des effets surprenans : mais, quelque grande que soit la confiance que j'ai dans le suc des fleurs, dans celui des simples, dans les fumigations, dans les demi-bains, & dans les autres remedes, je ne puis m'empêcher de dire que je dois une grande partie du succès aux bons effets des tisannes royales contre lesquelles on s'est mal-à-propos prévenu ; car enfin, quelque salubres que soient les actions que produisent les pilulles, les poudres, les médecines en petit breuvage, il est cependant vrai de dire que le composé de ces purgatifs ne se trouvant pas, dans les premiers instans, suffisamment délayé, s'attache aux membranes de l'estomach, les irrite, en diminue le velouté si nécessaire à la digestion, & sert pour l'ordinaire d'un flambeau qui allume le feu dans le ſang ; au contraire le breuvage des tiſannes purgatives eſt un ennemi qui ſe ſuccede, qui ne fait uſage de ſes forces que petit-à-petit, qui paſſe plus aiſément, plus abondamment dans le ſang, dont il corrige les défauts ſans en altérer l'activité. Puiſſent les hommes connaiſſeurs en cette partie, nullement prévenus en ce genre, donner à ce ſyſtême toute l'extenſion qu'il mérite, & aux malades la confiance néceſſaire à la réuſſite! Puiſſent nos habiles Oculiſtes ſonder ſans ceſſe les ſecrets de la nature, & tirer de ſes productions ſalubres les remedes propres à conſerver les deux bouſſoles des opérations humaines (*).

On m'accuſera peut-être, M[r], d'un zele patriotique mal conçu, mal digeré; on dira ſans doute, *nimiùm ne crede dicenti*; on dira que, n'étant pas de l'art, je rai-

---

(*) Cet Ouvrage en ſtile épiſtolaire n'étant pas ſuſceptible de longues preuves, non plus que du détail de toutes les maladies, c'eſt ce qui m'a empêché d'indiquer les topiques, les ophtalmiques, & autres remedes curatifs propres à chaque ſituation ; mais j'eſpere par la ſuite payer à l'humanité une dette que je contracte avec plaiſir, que j'acquitterai avec une expérience plus conſommée, & que je remplirai avec des obſervations mieux détaillées.

sonne par prévention, je raisonne sans principes, sans fondemens; mais à cela je pourrai repliquer: je donne des preuves, j'en ai de journalieres, *ergò negare non est respondere*, je pourrai dire que le style d'une lettre n'est susceptible que d'observations auxquelles une expérience plus consommée donnera plus d'extension; je pourrai répondre que je suis un jeune Telemaque qui vous prend pour son Mentor, qui vous propose des objections, qui vous demande des solutions; mais enfin, quelque chose que l'on puisse m'objecter, je serai trop heureux si je puis mériter votre estime, marcher sur vos traces, concourir au bien de l'humanité, & lui éviter des opérations toujours douloureuses dans l'effet, & souvent dangereuses dans le retour.» Voilà, » Mr, à peu près, votre façon de penser, » dont vous nous donnez des preuves pal- » pables dans plusieurs endroits de votre » Ouvrage; témoin la huitiéme observa- » tion sur une fistule lacrimale, guérie par » des injections: la seconde observation » sur le *p.hosis*, où vous dites si bien qu'il » faut s'occuper à guérir les malades, & » n'en venir à l'opération que lorsqu'il n'y » a rien de mieux à faire: la première ob- » servation sur l'Hypopion, où vous indi- » quez le topique propre à guérir cette ma-

» ladie ſans inciſion, & pluſieurs autres ». Pour moi je vous avoue, M[r], que je n'ai pas de plus grande ſatisfaction, que quand je vois une cure parfaite; que je ne ſuis jamais plus content que quand je me trouve au milieu des malheureux, qui ſont journalierement très-bien accueillis en ma demeure (*Rue S. Paul, la porte cochere en face de la Rue neuve S. Paul*); que c'eſt avec un empreſſement toujours nouveau que je leur donne mes remedes & mes ſoins : il eſt vrai que nature pâtit, lorſque je reconnais des ſouffrances aigues, des maux incurables; que mon cœur eſt peiné lorſque ma bourſe ne me permet pas d'étendre une main bienfaiſante auſſi loin que je le deſirerais : mais enfin, ſi le Seigneur daigne entendre la reconnaiſſance que l'on me témoigne, les bénédictions que l'on me donne, il bénira mes travaux, il me mettra à portée de ſoulager plus aiſément mes ſemblables : voilà le tombeau de mon ambition, le but de mes deſirs. Comme Miniſtre de la Religion, je ſçais que les inciſions ne conviennent pas à mon état; comme homme, j'avoue que je n'aurais pas le courage de les faire : auſſi lorſque je ſuis forcé de recourir à cette triſte néceſſité, j'adreſſe les malades à celui des Oculiſtes que je crois le plus expérimenté; je profite des offres charitables que m'a faites une Communauté Religieuse(*) de médicamenter ceux qui en ont besoin ; j'intéresse en faveur des nécessiteux le cœur bienfaisant de Messieurs les Curés & des Dames de Charité ; je visite ces réduits, le tableau douloureux de l'humanité souffrante, de l'humanité végétante : par ce moyen j'exerce les œuvres de miséricorde ; je ne fais rien de contradictoire à mon état, dans les bornes duquel je me renferme le plus scrupuleusement qu'il m'est possible, espérant toujours jouir de l'aveu comme de la permission réitérée que mon Evêque Diocèsain a bien voulu m'accorder : c'est dans cette confiance que je cherche à acquerir de nouvelles lumieres, de nouvelles connaissances, que je cherche à me rendre de plus en plus utile à la Société. Heureux, si je puis y parvenir ! Plus heu-

(*) Cette Communauté, dont l'humilité toujours grande, toujours premiere, m'a imposé le silence de l'aveu, a été instituée en l'année 1661 par Madame de M... Cette Communauté, dis-je, connue par l'édification publique & gratuite de quatre Retraites annuelles, est composée de Dames, dont les unes se consacrent à l'instruction de la Jeunesse, cette portion chérie de l'Etat, & les autres aux médicamens & pansemens journaliers de tous les pauvres qui réclament leurs soins charitables.

reux encore si vous daignez seconder mes faibles efforts, & me procurer souvent l'occasion de vous réitérer l'estime entiere & parfaite avec laquelle j'ai l'honneur d'être,

MONSIEUR,

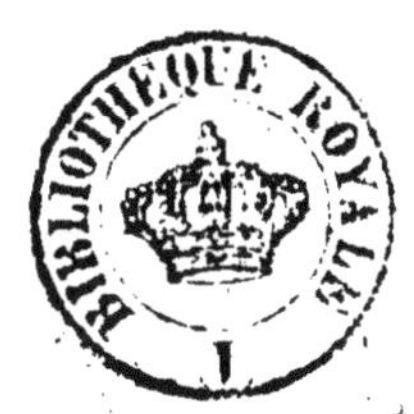


Votre très-humble & très-obéissant serviteur
DESMONCEAUX.

*Paris, ce 25 Juillet 1772.*

*P. S.* Je viens d'apprendre que les papiers publics font mention d'une cure de goutte sereine faite en cette Capitale par le moyen d'une suite réitérée de saignées du pied, de saignées du bras & de la gorge : ce traitement, totalement contradictoire avec le systême des Anciens, avec la nature de la maladie, avec la conduite que vous tenez en pareil cas, & celle que j'observe, me paraît de plus un phénomène inexplicable ; car enfin, plus on privera de sucs nourriciers le nerf optique & les filières qui l'environnent, plus ces parties nerveuses acquerront d'insensibilité, & détermineront la paralysie du nerf optique & de la rétine, qui rend d'ordinaire la goutte sereine parfaite. J'aurai soin, M., d'approfondir ce fait surprenant, & de vous rendre compte de mes découvertes.

L'Auteur croit devoir annoncer que les trois Obſervations contenues dans ce petit Opuſcule, ſont la baſe & le fondement de l'Ouvrage qu'il ſe propoſe de donner au Public ; Ouvrage dans lequel il détaillera non-ſeulement la ſimplicité des remèdes propres à la guériſon des différentes maladies oculaires, mais même les vices ſanguins qui en ſont d'ordinaire la ſource & l'origine ; dans lequel il indiquera les moyens de prévenir les cauſes accidentelles qui altèrent le globe de l'œil, & forment une opacité ſur le point viſuel ; il conclura enfin en diſant que, dans ces ſortes de maladies, l'opération requiert l'expérience & l'habileté de l'Artiſte le plus adroit, comme la conduite exige la prudence conſommée du Médecin le plus accompli.

L'Auteur croit devoir inſérer auſſi qu'il eſt prié dedonner la partie de l'œil dans un Ouvrage également utile & agréable, & qui paroîtra ſous le titre de *Conſervation Economique de toutes les parties du Corps humain*, Ouvrage dans lequel il ſe propoſe de faire connaître la poſſibilité de guérir le louche des yeux, ainſi que les moyens curatifs propres à cette guériſon ; dans lequel il mettra en garde contre le dangereux des cataplâmes, qui ne peuvent que comprimer l'œil; de la plûpart des compreſſes, qui mettent obſtacle à la circulation & empêchent la tranſpiration de l'humeur, ſi utile dans les inflammations des yeux ; enfin, des précautions & des remèdes néceſſaires pour préſerver nos deux bouſſoles de l'action funeſte de la petite vérole, ainſi que des ſuites dangereuſes qui l'accompagnent.

www.ingramcontent.com/pod-product-compliance
Ingram Content Group UK Ltd.
Pitfield, Milton Keynes, MK11 3LW, UK
UKHW022136260726
13993UKWH00003B/1465